www.ingramcontent.com/pod-product-compliance
Lightning Source LLC
LaVergne TN
LVHW012118070526
838202LV00056B/5766
* 9 7 8 3 7 4 9 7 0 8 2 3 9 *